LA
RÉTENTION

DANS

LA NEURASTHÉNIE URINAIRE

PAR

Le Dr Henri SERGENT

DE LA FACULTÉ DE MÉDECINE DE PARIS

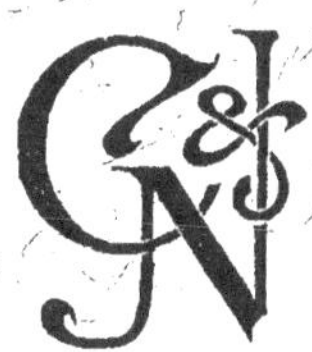

PARIS

GEORGES CARRÉ ET C. NAUD, ÉDITEURS

3, RUE RACINE, 3

—

1898

LA
RÉTENTION

DANS

LA NEURASTHÉNIE URINAIRE

PAR

Le Dr Henri SERGENT

DE LA FACULTÉ DE MÉDECINE DE PARIS

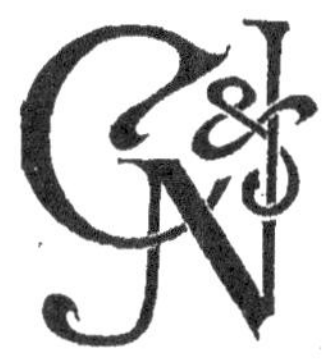

PARIS

GEORGES CARRÉ ET C. NAUD, ÉDITEURS

3, RUE RACINE, 3

—

1898

A LA MÉMOIRE VÉNÉRÉE DE MA MÈRE

MEIS ET AMICIS

A MON PRÉSIDENT DE THÈSE

MONSIEUR LE PROFESSEUR GUYON

MEMBRE DE L'INSTITUT (ACADÉMIE DES SCIENCES)
MEMBRE DE L'ACADÉMIE DE MÉDECINE
PROFESSEUR DE CLINIQUE DES VOIES URINAIRES A LA FACULTÉ DE MÉDECINE
CHIRURGIEN DE L'HOPITAL NECKER
OFFICIER DE LA LÉGION D'HONNEUR

AVANT-PROPOS

On peut voir assez souvent, aux consultations des cliniques de maladies des organes génito-urinaires, venir des malades qui se plaignent de troubles de la miction ou ressentent des douleurs au niveau de la vessie et du périnée ; et, pourtant, quand on procède à l'examen de leurs organes urinaires, on ne trouve aucune lésion ou des lésions minimes absolument disproportionnées avec les troubles qu'ils présentent.

Ces faits ont, depuis longtemps déjà, attiré l'attention de M. le Pr Guyon, et ont été étudiés dans la thèse remarquable de M. le Dr Janet. Après eux, nombre d'auteurs en ont cité des cas, ou leur ont consacré quelques lignes. Cependant, ces malades s'observent plus rarement dans un autre milieu, et, lorsque les troubles qu'ils présentent, sont assez accentués, le médecin peut être conduit à un diagnostic erroné et, par suite, à une mauvaise thérapeutique.

C'est ce qui a conduit M. le Dr Sorel à nous engager à faire cette thèse, à la suite du cas si typique que nous avons pu observer à sa clinique.

Aussi, avant d'exposer notre travail, qu'il nous soit permis de lui adresser nos sincères remerciements.

Nous tenons aussi à assurer de notre respectueuse reconnaissance tous ceux qui furent nos maîtres dans les hôpitaux de Paris : M. le Pr BERGER, M. BÉCLÈRE, auquel nous gardons un souvenir particulièrement reconnaissant pour la grande bonté qu'il nous a montrée ; M. GOUGUEN-HEIM, M. FERRAND, M. ROUTIER, M. le P^r agrégé RICHELOT, M. PORAK qui nous initia à l'art des accouchements, art que nous étudiâmes plus à fond dans la belle clinique de M. le Pr PINARD.

M. le P^r agrégé HANOT nous fit faire les premiers pas dans la médecine. Nous garderons éternellement le souvenir de cet excellent maître, si tôt ravi à l'affection de ses élèves.

Nous remercions de la sympathie qu'ils nous ont montrée pendant notre séjour au pays des Normands, tous nos chefs de service des hôpitaux du Havre, M. les Drs DERONDE, GOUY et BRUNSCHWIG.

Enfin, qu'il nous soit permis de rendre hommage à M. le Pr GUYON, qui nous fait l'honneur de présider notre thèse et dans le service duquel nous avons entrepris l'étude des maladies des organes génito-urinaires. Nous sommes heureux de lui dédier notre travail en témoignage de notre profonde gratitude.

DE LA NEURASTHÉNIE URINAIRE

Il est toute une classe de malades qui se plaignent de troubles variés de la miction que rien dans l'état local de l'urèthre ou de la vessie ne peut justifier.

La cause de ces troubles remonte à une lésion ou à un fonctionnement anormal du système nerveux central.

Aussi, M. le Pr Guyon leur a-t-il accolé le nom de « Faux Urinaires ».

Mais ces faux urinaires qui présentent tous ce caractère commun de ne présenter aucune lésion ou seulement une lésion minime de l'urèthre et de la vessie, diffèrent les uns des autres à tous les autres points de vue.

Il y a d'abord un groupe très nombreux de névropathes urinaires à lésions nerveuses, les ataxiques, les myélitiques et les paralytiques généraux. — Puis un second groupe qui comprend les épileptiques et les hystériques. — Enfin nous aurons un troisième groupe, formé par les psychopathes urinaires, hypochondriaques qui causent eux-mêmes leurs accidents et leurs douleurs, à la suite de l'attention qu'ils portent à leur urèthre.

Ce sont des neurasthéniques à forme urinaire, et c'est d'eux que nous nous occuperons plus particulièrement en cet opuscule.

Nos fonctions physiologiques sont régies par des lois auxquelles elles ne peuvent refuser d'obéir. — Au moment où elles doivent s'exécuter afin de conserver le fonctionnement régulier de nos organes, des sensations nettes et précises viennent nous avertir. — Les systèmes respiratoires et circulatoires fonctionnent continuellement sans que nous ayons à nous en occuper. — D'autres, comme notre système musculaire, sont soumis entièrement à notre volonté. Enfin d'autres ont besoin de notre intervention pour finir ou commencer un acte : tels sont l'appareil digestif et l'appareil urinaire.

Afin de nous avertir du moment où nous devons intervenir, ils amènent en nous une sensation vague d'abord, puis impérieuse, qui nous contraint à nous occuper d'eux.

Cette sensation est le besoin.

Mais notre volonté intervient dans toutes ces fonctions, et celles-ci ont à souffrir de nos retards et de nos mauvaises habitudes.

M. le Pr Guyon a montré que la vessie n'a pas une contenance anatomique, mais que sa capacité dépend de la résistanse à la tension. Nous devrions vider notre vessie dès que nous sentons le besoin d'uriner ; mais nous faisons perdre à cette fonction beaucoup de sa précision soit que nous retardions notre miction, soit qu'au contraire nous urinions sans besoin.

M. le Dr Janet a exposé en sa thèse, d'une façon remarquable, la physiologie de la miction ; il nous fait voir que, pour uriner, il faut d'abord une contraction de la paroi musculaire de la vessie, puis un relâchement du sphincter uréthral. Et le meilleur moyen d'obtenir cette paralysie momentanée est d'en détacher complètement notre attention. Tout phénomène actif ne pourrait qu'entraver le relâchement du sphincter uréthral. Il y a donc dans la miction une première intervention qui provoque la contraction vésicale, et, immédiatement après, un oubli complet de la miction qui relâche le sphincter membraneux et permet à la vessie de se vider. A la fin de la miction, une autre intervention volontaire expulse les dernières gouttes d'urine: c'est le coup de piston.

Le relâchement du sphincter (2° temps de la miction) nécessite une distraction momentanée, qui n'est pas perçue par le sujet, et, si cette distraction n'arrive pas, ou est incomplète, il devient difficile d'uriner.

Qui n'a remarqué que plus on veut uriner vite, plus le moment d'attente qui précède le jet se prolonge, comme par exemple aux entr'actes de théâtre ou aux stations de chemin de fer. La difficulté d'uriner est également très grande lorsqu'on urine dans un endroit défendu.

Et de véritables études sont nécessaires pour arriver à uriner en marchant. Pendant les marches de régiment, seuls, ou à peu près, les anciens soldats arrivent à uriner sans quitter les rangs. — Et, sans être des psychopathes, beaucoup d'individus voient leur miction s'interrompre par suite d'un attouchement, ou si on leur adresse la parole lorsqu'ils urinent.

D'autres, qui relèvent, eux déjà, de la neurasthémie urinaire, se rendent compte de la distraction momentanée qu'ils doivent avoir pour uriner. Ils se distraient volontairement, soit en lisant les affiches apposées dans les urinoirs, soit en pensant à autre chose. Et dans la miction accompagnée de défécation, nombre de gens emportent en allant à la selle quelques morceaux de journaux déchirés ou de vieux papiers qu'ils lisent en satisfaisant leur besoin, quoiqu'ils ne puissent prendre aucun intérêt à cette lecture.

Sir James Paget, qui a si bien étudié ces questions, y rattache un trouble qui consiste en ce que les individus ne peuvent uriner quand on les regarde ou quand on attend qu'ils aient fini d'uriner pour leur succéder dans l'urinoir.

C'est ce qu'il appelle le *bégaiement urinaire*.

M. le P* Guyon raconte l'histoire d'un malade qui ne pouvait uriner dès qu'il soupçonnait qu'on pût entendre le jet de son urine.

Paget cite le cas d'un curé qui se sondait avant de monter en chaire, parce qu'une fois un pressant besoin d'uriner l'avait empêché de terminer son sermon et qu'il était convaincu que s'il ne vidait auparavant sa vessie, il aurait envie de pisser, et qu'une rétention s'ensuivrait.

Cette rétention dans le bégaiement urinaire est momentanée parce qu'elle est liée à des causes passagères ; mais le jour où la cause de son affection est continue, sa rétention devient persistante, aussi bien que l'impuissant arrive à ne pouvoir jamais exécuter le coït le jour où il doute de lui devant toutes les femmes.

En général, la rétention complète d'origine psychique a besoin pour se produire d'une cause occasionnelle ou de quelque accident. C'est ainsi qu'agissent la rétention volontaire prolongée et les traumatismes.

La rétention volontaire prolongée distend outre mesure la vessie et lui fait perdre une partie de son tonus naturel, et M. Guyon cite le cas de cette jeune fille qui avait réduit à deux le nombre de ses mictions dans le nyctémère et qui arriva à la rétention complète.

De même les traumatismes, ou opérations chirurgicales, portant soit sur une région voisine de l'urèthre ou sur une région éloignée, amènent des rétentions par gonflement œdémateux ou inflammatoire ou par reflexe, surtout chez les gens à la vessie spécialement irritable.

Le spasme uréthral a pour siège les fibres qui entourent la portion membraneuse. C'est un obstacle intermittent et passager, toujours plus considérable au moment où l'envie de pisser est plus grande (Guyon).

Ce spasme se produit d'abord quand la vessie commence à se remplir d'urine, et que le sphincter uréthral doit intervenir pour empêcher l'issue spontanée de celle-ci. Il se produit également au moment où le malade veut uriner, parce qu'il dirige son attention sur son sphincter et en détermine la contracture. Enfin, il se produit quand on tente de passer une sonde dans le canal.

Le malade atteint de spasme uréthral a beaucoup de peine à entamer la miction. Il est contraint à des efforts abdominaux considérables pour émettre les premières gouttes d'urine ; il lui faut attendre plusieurs minutes avant de les voir s'écouler. Cette difficulté vient de ce que la portion membraneuse, au lieu de se relâcher comme elle devrait le faire, reste contractée, et tous les efforts du malade ne font qu'augmenter cette contracture.

Finalement, après bien des efforts, le sphincter se laisse franchir. L'urine sort d'abord en mince filet ; ce résultat tranquillise le malade, il s'abandonne plus complètement, le jet devient plus fort. Mais, il suffit du moindre dérangement pour amener la brusque interruption du jet. Quelquefois le patient se contente du résultat obtenu, part avec sa vessie mal vidée ; de là, une habitude déplorable qui vient s'ajouter aux autres.

Une des principales causes de ces phénomènes de neurasthénie urinaire chez l'homme, c'est qu'il les rattache plus ou moins à son appareil génital. Et « ce sentiment de génitalité si développé dans l'espèce humaine » (Guyon) le pousse à craindre les moindres accidents qui peuvent survenir du côté de son appareil génito-urinaire.

Qu'il constate, dit M. Hartmann, un trouble si léger qu'il soit, dans son excrétion urinaire, voilà toute sa pensée dirigée de ce côté, et peut-être les névralgies vésicales continuées. — En général, dit Féré, les psychopathes urinaires naissent de parents qui font partie de la grande famille névropathique. Ils s'exposent rarement à la contagion sexuelle ; mais il est remarquable de voir combien ces malheureux sont prédisposés à contracter les affections vénériennes. Et à partir du jour où ils ont contracté la blennorrhagie, ils entrent dans une hypochondrie farouche. Ou bien ils ont une pollakiurie qui fait croire à une cystite, ou bien ils font du spasme uréthral. Et, une fois guéris, ils continuent leurs troubles, restent pollakiuriques ou conservent leur spasme uréthral. Ceci tient à ce que leur chaudepisse a été l'occasion d'une hyperattention uréthro-vésicale. Le malade craint le rétrécissement, la goutte militaire, la spermatorrhée, l'impuissance; il s'observe minutieusement.

Les neurasthéniques se plaignent d'uriner difficilement, avec effort, d'avoir un jet mince, sans projection. Ce n'est pas seulement pour entamer la miction, mais aussi pour la continuer, qu'ils sont obligés de pousser. Faute de persévérance dans l'effort initial, il peut leur arriver de voir le jet s'interrompre et ne reprendre qu'au prix d'une nouvelle impulsion.

Mais cet état spasmodique qu'on voit survenir chez les neurasthéniques à propos de leurs maladies uréthrales, peut être engendré également par des lésions de voisinage, ou des traumatismes de siège autre que l'appareil urinaire. En même temps que le spasme il y a de la congestion; mais celle-ci serait insuffisante à tout expliquer: le spasme joue le rôle principal, et la congestion le prépare.

Chez les prostatiques, au moindre excès, la congestion se développe, la fibre musculaire réagit: il y a occlusion et l'urine est retenue.

Mais des cas d'une interprétation plus délicate sont ceux où la rétention survient à la suite de lésions de voisinage, mais ne siégeant ni dans les reins, ni dans la vessie, ni dans l'urèthre.

Voillemier en cite un exemple typique: un jeune homme atteint de fréquentes névralgies testiculaires avait à chaque accès douloureux une rétention d'urine; voilà un cas où le spasme réflexe se montre dans toute sa simplicité.

On peut en observer de semblables à la suite des traumatismes ou des opérations portant sur la région périnéale. Les chutes sur le périnée et même les ruptures traumatiques de l'urèthre sont souvent suivies d'une rétention d'urine que M. le P⁽ʳ⁾ Le Dentu appelle « providentielle » puisqu'elle prévient l'infiltration.

Les affections utérines donnent lieu fréquemment à des envies d'uriner tenant plutôt à l'irritation des nerfs sensitifs de la vessie qui réveille l'envie qu'à un spasme véritable. MM. Savary Pearce et Beya, de Philadelphie, ont démontré qu'il y a une connexité anatomique entre les parties génitales féminines et le système nerveux. Et les rapports physiologiques entre ces deux catégories d'organes se manifestent particulièrement à la période de la menstruation, à la ménopause, et dans la phase d'excitation sexuelle.

Les maladies des organes sexuels de la femme peuvent produire ce qu'on est convenu d'appeler une neurasthénie symptomatique gynécologique.

Néanmoins le spasme vrai existe en certains cas, et ce n'est pas mécaniquement, mais bien par irritation et congestion gagnant la vessie, que telle tumeur utérine pourra agir, et ce sera souvent alors le spasme du corps de la vessie qui provoquera les troubles de la miction.

C'est à lui qu'il faudra rapporter les contractions répétées de cet organe et la fréquence des évacuations d'urine. Tout autre est la manière de réagir du col.

Les affections rectales, fissures, fistules sont connues aussi pour provoquer le spasme du col et de l'urèthre.

Les hémorrhoïdes ont été signalées également depuis

longtemps à ce point de vue. Mais c'est habituellement pendant les crises douloureuses ou les étranglements de ces tumeurs qu'on a observé ces troubles de la miction.

On voit aussi le cas suivant : un jeune homme tombe sur le genou ; il se développe une légère hydarthrose ; le malade est pris d'une rétention d'urine. Du reste, aucune douleur dans la région de la vessie ; il n'y a qu'une impossibilité d'uriner qui ne dure parfois que peu de jours, mais qui peut se prolonger jusqu'à 15 jours et même 3 semaines. A la suite des traumatismes des membres inférieurs, ces accidents ne sont pas très rares. On trouve dans les auteurs classiques des faits de ce genre, consécutifs à des lésions du fémur, à des fractures du col et même à des luxations de la hanche, surtout dans la variété ilio-pubienne. On ne peut invoquer sérieusement la compression de la vessie à travers la paroi abdominale. Cette complication n'est d'ailleurs pas en corrélation exclusive avec les traumatismes du fémur. On a même constaté, comme origine, une lésion située plus bas sur le membre inférieur : à la suite d'une fracture simple de jambe.

Les lésions du tronc peuvent être quelquefois mises en cause : les fractures de côtes et l'amputation du sein.

Le fait est beaucoup plus rare dans les fractures du membre supérieur, et c'est exceptionnel pour les traumatismes de la tête et du cou. — Nous ne parlons pas ici, bien entendu, des rétentions consécutives aux traumatismes cranio-encéphaliques et qui sont dues à la commotion cérébrale.

Mais, dans ces faits, y a-t-il spasme du col ou de l'urèthre membraneux ou bien paralysie de la vessie ? Le spasme du col et de l'orbiculaire de l'urèthre est évident dans bien des cas, en particulier dans ceux résultant de lésions de voisinage. Le canal se défend pendant le cathétérisme et on éprouve une résistance vraie. Si la rétention était due à la paralysie, celle-ci frapperait le col ou le corps de la vessie, ou l'un et l'autre à la fois. La paralysie du col donnerait lieu à de l'incontinence d'urine. Or, on n'a jamais observé l'incontinence vraie dans ces conditions, et, si l'incontinence par regorgement est toujours possible, elle est facile à reconnaître.

La rétention ne peut donc tenir qu'à la paralysie du corps de la vessie ou au spasme du col. Si la première interprétation devait être adoptée, la rétention d'urine pourrait être attribuée à une véritable inhibition, à une action paralysante réflexe se traduisant par une paralysie motrice, comme elle donne lieu, dans d'autres cas, à une paralysie sensitive, à de l'anesthésie.

Le défaut de douleur, la faible projection de l'urine paraissent plaider en faveur de cette hypothèse. Mais l'élément douleur n'est pas forcément lié à l'élément spasme. — Les rétentions d'urine par lésions de voisinage ne sont pas douloureuses tant qu'il n'y a pas plénitude exagérée de la vessie. Or, dans ces cas, l'interprétation ne saurait être douteuse. Il y a entre les cas de cette catégorie et ceux de rétentions par traumatismes éloignés une analogie telle dans les symptômes cliniques qu'on est naturellement amené à établir un rapproche-

ment entre eux au point de vue de la physiologie patho-
logique.

La douleur, dans les cas de rétention spasmodique
primitivement douloureuse, n'apparaît qu'au moment où
le corps de la vessie commence à réagir contre la résistance du col. Elle est engendrée par la lutte entre les
deux parties de l'organe. La faible projection du jet peut
aussi s'interpréter de la façon suivante : toute vessie
distendue se fatigue, elle perd son ressort et la force du
jet s'en ressent. Il faut donc admettre qu'à côté des
spasmes douloureux de la vessie qui sont bien connus
et qui siègent au niveau du corps comme dans le col, il
existe un spasme non douloureux du col et de l'orbiculaire de l'urèthre qui n'est qu'une simple exagération de
la tonicité naturelle des sphincters. — Si l'on rencontrait
toujours une résistance de la part du canal au moment
du cathétérisme, la question serait bien plus facile à ré-
soudre.

Certains de ces urinaires se plaignent d'uriner fré-
quement, mais le nombre est plus considérable encore
de ceux qui ont de la pollakiurie, non pas sans le savoir,
mais sans s'en plaindre. — Nous avons vu que l'attention
portée sur l'organe urinaire peut porter obstacle à l'ac-
complissement de la miction, peut produire la rétention.
— Mais il peut produire aussi la pollakiurie. La miction
physiologique ne devrait être accomplie qu'au moment
où la vessie contient une quantité d'urine équivalente à
la quantité de liquide qui, injecté dans sa cavité, détermine l'envie d'uriner. Or, on a constaté que la vessie
contient près de 5oo grammes. L'homme sain, qui urine

environ un litre et demi, ne devrait donc uriner que 3 fois par jour. En réalité, les hommes urinent beaucoup plus souvent, tandis que les femmes se conforment généralement à cette règle. Il suffit que nous ayons en tête une idée se rapportant à la miction pour qu'aussitôt notre vessie se contracte et engendre une envie de pisser. C'est pendant les heures de désœuvrement et d'inactivité cérébrale que ces idées de miction nous gagnent le plus facilement et que nous urinons le plus souvent.

Le chien, qui donne une preuve de cette loi, présente une pollakiurie extraordinaire et purement psychopathique : c'est l'odeur d'urine qu'il sent sur les arbres, sur les bornes, qui le pousse à uriner. Si ces causes d'excitation manquent, il urine rarement. Combien de caniches d'appartements qui ne sortent que 2 fois par jour pour pisser ! — Et le chien qui, à la chasse pisse si rarement !

De même la préoccupation cérébrale détermine chez les candidats aux examens de fréquentes contractions vésicales, et on les voit uriner presque toutes les 5 minutes en attendant leurs juges. Il est facile, dit M. Guyon, de ne pas confondre ces névropathes, avec les cystiques, car ils rendent à la fois une assez grande quantité d'urine, et ce liquide est limpide et aqueux, exempt de tout mélange dû à des sécrétions de la muqueuse vésicale ». De plus ces mêmes individus qui dans la journée urinaient toutes les heures, restent facilement 8 heures de nuit sans se réveiller et uriner. Leur vessie s'endort avec eux et la pollakiurie disparaît. De même le travail assidu fait oublier au malade ses préoccupations urinaires.

Cette pollakiurie des neurasthéniques urinaires est donc à peu près exclusivement diurne ; cette différence est pathognomique. Mais qu'il survienne une influence quelconque, comme la blennorrhagie ou l'examen de la capacité vésicale, et on verra ce pollakiurique présenter subitement des mictions rares ou inversement.

L'urine de ces neurasthéniques est intéressante à étudier. Ce que l'on y trouve le plus souvent, ce sont des sédiments d'acide urique pur, qui se rencontrent déjà immédiatement après l'évacuation ou, du moins, se montrent peu après. Nous voyons ces sédiments intervenir dans la neurasthénie d'une façon durable dans un nombre considérable de cas, et nous les trouvons constants pendant des semaines et des mois, quoique leur masse soit variable. Une connexité a été déjà observée entre la goutte et les troubles nerveux, migraine, étourdissements, troubles sensoriels, angine de poitrine, cardialgie, asthme nerveux. Et, comme le dit Cullerée, bien des névropathes ne sont que des rhumatisants et des goutteux déguisés. Mais, cependant, on ne peut dire que la diathèse urique conduit nécessairement à des manifestations neurasthéniques.

La neurasthénie accentue encore les désordres de l'appareil génital et, en particulier, chez l'homme, elle pousse à l'hyperexcitabilité, à l'impuissance, à la spermatorrhée ; de même qu'elle pousse la femme à la leucorrhée, à la dysménorrhée. Comme ces symptômes sont plus particuliers à d'autres maladies, ils sont attribués en général à des affections organiques des organes uropoiétiques plutôt qu'à la neurasthénie.

Souvent, ces faux urinaires éprouvent des douleurs, mais ce sont des douleurs que ne soulage point l'évacuation de la vessie ; elles sont indépendantes de la miction. Leur siège ordinaire est le périnée, et elles irradient rarement, sauf vers l'anus. Ces douleurs peuvent présenter tous les degrés, depuis la simple pesanteur périnéale jusqu'aux douleurs les plus exquises. Le malade offre des crises douloureuses en un point fixe qui peut en certains cas présenter tous les caractères d'un point hystérogène, telle la région membraneuse chez quelques-uns.

Souvent ces malades ont une impuissance génésique absolue et, dans tous les cas, l'appétit génésique est diminué.

Ces neurasthéniques sont des gens scrupuleux, méticuleux, consciencieux à l'excès ; ils s'analysent avec une minutie sans égale, et sont au plus haut degré préoccupés de leur état de santé. Ils racontent par le menu mille petits détails fastidieux et souvent les écrivent d'une écriture impeccable et moulée.

L'un d'eux écrivit un jour au Pr Guyon, qu'il souffrait au-dessus et au-dessous de l'interprète de l'amour ; telle était la périphrase point banale qu'il avait prise pour désigner le pénis.

La plupart sont impressionnables, excités, déprimés. Ils ont souvent une hérédité nerveuse ; enfants, ils étaient colères, se roulaient à terre, ou bien au contraire étaient tristes et boudeurs. Au moment du développement sexuel, timides, ils résistent aux désirs génésiques, évitent les femmes et se masturbent. Quelques-uns attendent jusqu'au mariage sans effectuer de coït, et alors ils éprouvent échec sur échec. Quelques-uns de ces neurasthéniques qui entrent si tard dans la vie génitale, se trouvent arrêtés, dès le début, par une blennorrhagie. Si on leur passe l'olive exploratrice on constate presque toujours un canal sain, mais aussi un spasme de la région membraneuse, spasme qui correspond à une hypéresthésie des plus manifestes. Mais la difficulté de la miction, la rétention ne viennent pas seulement de ce spasme : la contractilité vésicale est affaiblie, diminuée, au-dessous de la normale.

Le fond du caractère de l'hypochondriaque urinaire est une tristesse profonde ; ils perdent le sommeil, l'entrain, la gaieté dans leurs rapports sociaux ; quelques-uns vont jusqu'au suicide. Ces malades sont très difficiles à soigner, bien qu'ils suivent à la lettre leurs nombreuses ordonnances. Ils attribuent à leur traitement toutes les complications qui surviennent dans leurs maladies. Aussi changent-ils souvent de médecins.

« Nous venons de signaler à votre attention toute cette classe si nombreuse qu'on ne saurait ranger parmi les biens portants qu'il convient moins encore de compter parmi les malades, qui se plaignent toujours et souffrent quelquefois, que vous ne pourrez que difficilement améliorer, que vous ne guérirez pas et que vous ne verrez, du reste, pas succomber, car ils sont atteints de cette maladie dont on ne guérit pas plus qu'on en meurt : de l'hypochondrie ». (Guyon).

OBSERVATIONS

Extraite de la Clinique chirurgicale de M. le Pr Dolbeau.

Homme, 3o ans, tempéramment lymphatico-sanguin, constitution robuste. Vient à l'hôpital se plaignant de ne pouvoir uriner convenablement. Il a toujours joui d'une bonne santé et n'accuse dans ses antécédents qu'une blennorrhagie contractée 11 mois auparavant. Il raconte qu'il est obligé de pisser beaucoup plus souvent qu'à l'état normal. Il lui est impossible de résister plus d'une heure et éprouve de la douleur en urinant ; douleur vive, mais passagère se manifestant surtout au début et à la fin de la miction. Les urines sont rouges par suite de la présence d'une petite quantité de sang. Si on fait uriner le malade, l'urine se fait attendre ; il en est de même s'il satisfait à la miction par suite d'un besoin réel. Le jet d'urine une fois établi, est assez fort, mais la quantité est peu considérable.

Exploration du canal. — L'olive pénètre facilement dans toute la partie spongieuse, puis est arrêtée brusquement. Au bout de quelques instants, elle passe sans forcer, mais en déterminant une petite douleur, puis arrive dans la vessie. A partir de ce moment, le malade n'a plus souffert tant qu'on a laissé l'instrument en place. Mais en retirant l'olive, la douleur et le point d'arrét ont reparu au même niveau.

L'exploration de la vessie plusieurs fois répétée n'a fait constater aucune résistance, aucun choc métallique. Donc pas de calcul vésical. La même manœuvre ne déterminant pas de douleur, on ne pouvait admettre une cystite. Il n'y avait non plus à admettre une névralgie du col de la vessie.

On avait cependant un obstacle dans le canal de l'urèthre,

obstacle siégeant dans la portion musculaire se produisant au contact de l'urine et de l'olive, mais cédant aussi facilement qu'il apparaissait. Le siège de l'obstacle dans une région musculaire éminemment contractile, et cette marche qui ne peut s'expliquer que par l'existence d'un trouble fonctionnel, indiquaient assez que l'on avait affaire à une contraction passagère du canal de l'urèthre, à un spasme uréthral.

Le malade a été soumis à un cathétérisme journalier par des bougies molles de volume ordinaire. Une amélioration rapide s'est manifestée, la douleur a disparu ; les urines coulent plus facilement et avec limpidité. Les envies d'uriner sont moins fréquentes. Somme toute, le malade est en bonne voie.

OBSERVATION II

Extraite de la Clinique chirurgicale de M. le Pr DOLBEAU.

Malade, âgé de 34 ans, tempérament sanguin, constitution qui a dû être robuste. Il n'a jamais fait de maladie grave. Il a passé 12 ans sous les drapeaux, longtemps séjourné en Afrique, fait campagne en Italie, et malgré les intempéries des saisons et malgré les privations auxquelles il a dû être exposé, il n'a jamais eu que quelques accès de fièvre qui ont cédé facilement. La maladie dont il est atteint a débuté il y a 5 ans, sans cause appréciable. Il avait très fréquemment envie d'uriner, ne pouvait pas garder le liquide dans la vessie.

Après avoir été soumis dans les ambulances et les hôpitaux militaires aux traitements les plus variés, depuis les bains et les injections de toutes sortes jusqu'au cathétérisme par les bougies et la sonde métallique, il a été réformé pour catarrhe de la vessie. Enfin, venu à Paris, il s'est fait soigner par plusieurs spécialistes en renom ; mais, n'ayant retiré aucune amélioration notable de ces traitements, à bout de ressources pécuniaires, il est entré à l'Hôtel-Dieu.

Il portait avec lui un urinal, ce qui indique combien la miction était fréquente. Son état s'est un peu amélioré, mais chaque miction est extrêmement douloureuse, surtout à la fin. Les urines sont presque toujours chargées d'une certaine quantité de sang ; souvent aussi elles contiennent un dépôt purulent plus ou moins abondant.

On a d'abord tenté chez lui le cathétérisme avec la sonde métallique. Mais on a bien vite été forcé d'y renoncer. Une douleur extrêmement vive s'est développée dans le canal de l'urèthre, une surexcitation nerveuse s'est emparée du malade, la verge est entrée en érection, et il a fallu au plus vite retirer la sonde, sous peine de voir survenir des accidents graves. Et symptôme inquiétant, les mêmes tentatives provoquent des érections pathologiques. La bougie exploratrice peut arriver jusque dans la vessie, mais avec les mêmes difficultés plus grandes peut-être que chez le précédent malade. On remarque les mêmes phénomènes, mais, pour les bien saisir, il faut tout d'abord pénétrer dans la vessie, et procéder ensuite à l'exploration du canal d'arrière en avant. Le canal franchi, on devient pour ainsi dire maître de la position, et on est plus à même d'avoir la sensation de ce qui se passe dans l'urèthre. Cette exploration a permis de constater qu'on éprouve un premier temps d'arrêt à 19 centimètres du méat urinaire, puis un 2ᵉ à 16 centimètres 1/2 du même orifice.

Au niveau de ces 2 points, le malade éprouve une vive douleur qui cesse lorsque l'olive reste dans l'intervalle. De là, on peut conclure que chez ce sujet, il existe 2 obstacles, l'un au col de la vessie, l'autre à l'origine de la portion musculaire de l'urèthre. Ces obstacles qui occupent ainsi les 2 extrêmes de la portion musculeuse, cèdent au jet de l'urine et s'effacent devant la bougie olivaire. En répétant cette exploration d'avant en arrière, on constate également les mêmes phénomènes. De plus, la 1ʳᵉ résistance est-elle franchie, on sent la bougie comme saisie par son extrémité olivaire, et déviée en haut.

L'instrument flexible se modèle sur la courbure que prend alors le canal, et il peut arriver jusque dans la vessie. Au contraire, la sonde métallique résiste ; le canal surexcité lutte contre ce corps étranger, et, de là, une contraction de tous les plans musculaires voisins, et les érections dont on a parlé. De là aussi l'impossibilité de pénétrer plus avant.

Comme on le voit, le 2ᵉ malade présente les mêmes symptômes rationnels, les mêmes signes physiques que le premier. Mais chez celui-là, la maladie datant de 5 ans, les uns et les autres ont pris une aggravation considérable et sont devenus très pénibles pour cet homme.

Observation III

Extraite de la Clinique de Modène de M. le Dʳ Galvagni.

Paysan, 17 ans, bons antécédents héréditaires. Aucune maladie grave contracte une chaudepisse dont il se guérit, puis une 2ᵉ qui se passe également. Mais il reste impressionnable et craint de graves conséquences pour l'avenir. Il commence à ressentir des douleurs vagues dans les membres inférieurs et quelques difficultés à uriner. Quelque temps après, il ne put arriver à uriner que dans la position naturelle à la défécation, et toute miction lui était impossible en présence de quelqu'un. Il urine peu et souvent ; l'urine sortait goutte à goutte, tantôt par jet, mais avec des arrêts.

Son appétit diminue, il devient taciturne et a de fréquentes insomnies et du somnambulisme.

Il entre à la Clinique le 13 mai 1893.

C'est un jeune homme robuste, de bonne constitution, ne présentant rien de remarquable à l'examen. Le sondage de l'urèthre et de la vessie fait par le Pʳ Colzi, montre qu'il n'y a aucune altération anatomique dans son urèthre et le parfait état de sa vessie.

L'urine est jaune rouge, trouble, de réaction acide.

Densité 1,030, avec une petite quantité d'albumine.

A l'examen microscopique, on trouve quelques globules de pus et des cristaux d'acide urique.

Tout ceci fut considéré comme le reste de la précédente chaude-pisse.

Le Pr Galvagni pensa que c'était un névrosé et le soumit à l'hydrothérapie et à l'électricité statique.

Il obtint une amélioration rapide ; le malade put dormir toutes les nuits tranquillement et sentait moins de douleurs dans les membres ; il urinait avec moins de difficulté.

Le 20 mai, au bout d'une seule semaine, il voulut sortir de la Clinique. Il est possible qu'il ait été guéri complètement en peu de temps, mais on ne peut rien certifier.

Le Pr Galvagni en voyant le malade à la Clinique voulait le traiter pour une autre cause, une affection assez grave. Ce ne fut que quand il se fut assuré de la parfaite intégrité des voies urinaires qu'il comprit que le malade avait été vivement impressionné par les blennorrhagies précédentes, maladies qui excitent beaucoup de craintes surtout dans le commun. Le traitement employé a confirmé rapidement par le succès l'exactitude du diagnostic de neurasthénie.

Le Pr Galvagni se rappelle avoir guéri, il y a quelques années, en peu de jours, un homme assez âgé, affligé de difficultés d'urine et de très vives douleurs névralgiques, surtout dans dans la cuisse droite et qui simulaient une sciatique.

Il rappelle, en outre, un cas plus récent d'une femme, âge critique, très nerveuse, retenue au lit depuis plusieurs années, chez laquelle il y avait une sensation de brûlure dans l'urèthre, presque continuelle, surtout pendant la miction, accompagnée d'une sensation de piqûre dans cette partie et dans les parties voisines, sans avoir aucune inflammation dans l'appareil urinaire. Avec le traitement convenant à la neurasthénie, la malade guérit presque complètement et put reprendre la vie ordinaire.

OBERVATION IV

Publiée par M. le P^r LE DENTU.

Le malade est un homme âgé de 45 ans, atteint d'hémorrhoïdes assez volumineuses et ulcérées, et d'une adénite inguinale suppurée. Mais en examinant de plus près ce malade, j'ai trouvé, en plus de l'affection qui l'amène à l'hôpital, des troubles du côté de la miction qui simulaient un rétrécissement de l'urèthre. Le point particulier de la question était dans l'interprétation exacte des phénomènes urinaires et de leurs rapports avec la lésion anale.

Le malade a eu 2 blennorrhagies ; l'une il y a 25 ans, l'autre, il y a 6 mois. La première, de longue durée et mal soignée, a occasionné une goutte militaire persistante. La 2e, assez vite améliorée, a laissé néanmoins le canal dans un état d'irritation qui se traduit de temps en temps, et surtout le matin, par un léger suintement. Mais cet homme avait depuis plus de 10 ans des hémorrhoïdes qui provoquaient souvent des crises douloureuses et des hémorrhagies abondantes. Elles sont aujourd'hui de médiocre volume et ne s'élèvent pas très haut au-dessus du sphincter externe. Les troubles de la miction remontent à plus d'un an et se sont accentués beaucoup dans ces temps derniers, surtout pendant les crises hémorrhoïdaires. Néanmoins, d'une façon presque permanente, la miction est difficile, le jet très réduit. Le malade dit même n'uriner parfois que goutte à goutte. Il a donc les principaux symptômes fonctionnels d'un rétrécissement.

Quant à l'adénite suppurée, il faut l'attribuer aux ulcérations hémorrhoïdaires, car nous n'avons trouvé dans les autres régions qui pourraient être mises en cause, aucune lésion, aucune porte d'entrée, même minuscule.

Le malade a été exploré à son entrée dans le service par un des internes qui a pu faire pénétrer un explorateur n° 12 dans la vessie, mais en rencontrant une vive résistance uréthrale. Eu égard à l'excitabilité du malade, très nerveux et très alcoolique, et à la résistance observée, on s'en est tenu là, en concluant à la probabilité d'un rétrécissement blennorrhagique peu serré que les antécédents et les symptômes fonctionnels paraissaient devoir faire admettre. J'ai moi-même, 3 ou 4 jours après, exploré ce malade, et j'ai pu passer assez facilement un n° 18. Déjà, avant de pratiquer le cathétérisme, j'avais pensé à la possibilité d'un spasme, causé par des hémorrhoïdes enflammées. Ce spasme constituait-il l'origine exclusive des troubles observés depuis plus d'un an dans la miction ? On pouvait le supposer. Il y a 2 jours, l'adénite étant guérie après incision, le malade s'étant reposé depuis une semaine, j'ai passé un n° 20 avec plus de facilité, avec moins de résistance qu'à ma première exploration avec le n° 18. — Il devenait, par là, évident, que le spasme était la cause des troubles de la miction.

Qu'y a-t-il à faire dans ce cas ? Quand le spasme résulte d'un traumatisme éloigné, il faut sonder régulièrement les malades ; les antispasmodiques ont peu d'action. Mais que faire dans le cas où un spasme permanent est lié à une lésion permanente ? comme chez notre malade.

Je vais traiter les hémorrhoïdes par la dilatation ; leur volume ne nécessite pas l'emploi du feu. La cure des hémorrhoïdes ferait peut-être cesser le spasme uréthral, mais peut-être aussi ce moyen serait-il insuffisant, étant donné l'âge de la lésion. Nous allons traiter les 2 spasmes et les 2 sphincters. La méthode générale de dilatation trouve ici une de ses applications les plus logiques. Nous emploierons contre le spasme uréthral la dilatation forcée, brusque, la divulsion, comme nous l'emploierons contre le spasme anal et les hémorrhoïdes. Ce sera une double divulsion. Ici tout l'urèthre profond, très musclé, est à dilater. Les dilatateurs qui n'agissant que sur le col me paraissent insuffisants. — Le divulseur de Voillemier est, à mes yeux, l'instrument de choix. S'il est d'un usage excellent contre ces contractures musculaires, il est aussi fort utile pour

combattre certains de ces rétrécissements élastiques, contre lesquels
on a tout fait et qui reviennent sans cesse sur eux-mêmes. Ici encore,
cette divulsion complémentaire des autres opérations sur le canal,
réussit parfaitement et agit sur la fibre élastique comme sur la
fibre musculaire.

OBSERVATION V

Recueillie par nous à la Clinique de M. le Dr Robert Sorel, du Havre (1).

*Écoulement blennorrhagique chronique. Sensibilité marquée du canal.
Résistance et sensibilité de la région membraneuse. Crises de rétention
aiguës à intervalles variables. Persistance d'un peu d'écoulement aseptique. Éloignement des crises, urines claires. Absence de lésions des
organes génito-urinaires.*

P... âgé de 31 ans, a eu une première chaudepisse il y a 3 ans ;
depuis, il a une goutte militaire avec recrudescences aiguës durant
de 1 à 3 mois. Pas de troubles de la miction ; les urines sont claires
dans le premier et le second verre, avec quelques filaments dans le
premier.

En juin 1893, lorsque je l'examine, je trouve dans la goutte de
nombreux gonocoques.

Le canal est libre, sans trace de rétrécissement, même large,
mais d'une très grande sensibilité.

Traitement. — Lavage de l'urèthre antérieur sans sonde, avec
du permanganate à 1 pour 1 000.

1er *juin.* — Premier lavage, puis également le 2, le 5, le 6, le
7, le 8 et le 9 juin. Au bout de ce huitième lavage, l'écoulement
diminue, il devient blanchâtre, mais il persiste ; le malade commence
à se plaindre que ses mictions deviennent plus fréquentes, qu'il
ressent un peu de cuisson en urinant. Le 10 juin, encore un lavage.

11 *juin.* — Le malade a des besoins fréquents d'uriner et un

____

(1) Observation n° 267 de la Clinique.

peu de douleur pendant la miction. A cause de la persistance de l'écoulement et des nouveaux troubles, je pense que l'urèthre postérieur est pris, et cela malgré l'épreuve des deux verres. Cette épreuve est très pratique, mais complètement insuffisante pour diagnostiquer l'uréthrite postérieure ; car il se peut que les filaments de l'uréthrite postérieure soient assez abondants pour être balayés par le premier jet d'urine, ou bien, au contraire, que les filaments de l'uréthrite antérieure seule soient assez nombreux pour être encore chassés par les derniers jets de la miction.

12 *juin.* — Lavage au permanganate des deux urèthres. Le passage du liquide dans la vessie a été très difficile et douloureux.

13 *juin.* — Lavage des deux urèthres.

14 *juin.* — Pour faire passer le liquide dans l'urèthre postérieur je passe d'abord une bougie ; le sphincter uréthral présente une résistance très marquée.

15 *juin.* — Lavage de l'urèthre antérieur au permanganate et instillation dans l'urèthre postérieur ; l'instillateur passe avec grande difficulté. Le malade accuse déjà des douleurs, légères il est vrai, dans le fond de la vessie et au périnée, il est très nerveux. Les urines sont claires.

16 *juin.* — Depuis hier au soir, il a été pris de rétention, il n'a pas pu uriner ; l'écoulement persiste. Lavage de l'urèthre antérieur au permanganate, et ensuite je passe une sonde à bout olivaire n° 16 ; cette fois, facilement, j'évacue sa vessie et fais un lavage à l'eau boriquée. L'après-midi, de nouveau, rétention. Le soir, je suis obligé de le sonder après un lavage soigné de l'urèthre antérieur au permanganate de potasse : je passe une bougie n° 18 ; évacuation et lavage de la vessie au nitrate d'argent à 1 pour 1000. Il se plaint de douleurs au périnée.

17 *juin.* — Encore de la rétention, même traitement.

18 *juin.* — Rétention seulement depuis 8 heures du matin. Même traitement.

19 *juin.* — Un peu mieux. Même traitement.

20 *juin.* — Il n'a pas eu de rétention ; l'écoulement persiste.

21 *juin.* — Il urine sans sondage pendant les 24 heures. Ins-

tillation dans l'urèthre antérieur et postérieur au nitrate d'argent à 3 pour 100. Persistance de l'écoulement; urines toujours claires.

22 *juin*. — Instillation antérieure et postérieure facile.

23 *juin*. — Impossibilité de passer dans l'urèthre postérieur.

26 *juin*. — Instillation antérieure et postérieure facile.

27 *juin*. — Instillation à 5 pour 100.

Le malade a encore de la rétention depuis 8 heures du matin. Comme dans les jours précédents, il n'y a aucun trouble dans les urines, ni de lésion vésicale. Les 28, 29, 30 juin, les 1, 2 et 3 juillet, je fais une instillation dans les urèthres au nitrate à 5 pour 100, et par l'irritation produite sur la vessie, je puis empêcher la rétention.

4 *juillet*. — Instillation dans l'urèthre antérieur seul.

5 *juillet*. — Pas d'instillation; le malade se tourmente toujours et craint de ne pas pouvoir uriner.

7 *juillet*. — Plus de rétention ni d'écoulement.

10 *juillet*. — Plus de rétention, mais l'écoulement reprend.

12 *juillet*. — Nouvelles crises de rétention, les urines restent claires; j'ordonne des douches et du bromure de potassium.

17 *juillet*. — Le malade va mieux; il a cependant encore des arrêts de l'urine, l'écoulement apparaît, mais pas d'une façon constante.

20 *juillet*. — Les crises de rétention ont disparu; mais l'écoulement a reparu. Instillation de l'urèthre à 3 pour 100.

25 *juillet*. — Depuis l'instillation, le malade est resté 24 heures avec difficulté de la miction. Le canal est si sensible qu'il est impossible de continuer un traitement local. Capsules de santal; lavage et pansement du gland.

2 *août*. — Revu le malade qui est guéri de ces phénomènes nerveux. Encore léger écoulement, surtout le matin, aseptique. — Je lui conseille de continuer les douches et les bains de mer (1)

---

(1) Cette partie de l'observation a été publiée dans les *Annales des maladies des organes génito-urinaires*, 1893, p. 834.

2 *octobre*. — A encore un suintement incolore, pas de pus ; lavage extérieur au permanganate.

14 *mars* 1894. — Je revois le malade, il n'a plus de goutte ; mais aujourd'hui, subitement, sans cause appréciable, il est pris de rétention d'urine à 1 heure. Il vient en hâte se faire sonder à 7 heures. J'éprouve une grande difficulé pour forcer le sphincter qui résiste beaucoup. Je retire un litre d'urines claires.

6 *novembre* 1894. — Toujours plus de goutte. Il se plaint encore d'avoir des difficultés pour uriner ; il est obligé d'attendre avant le départ du jet ; souvent il urine goutte à goutte.

2 *février* 1895. — Il est pris subitement d'une rétention ; à 11 heures du soir, j'essaie en vain de passer une sonde. Avec la seringue, je fais une pression sur le sphincter que je force ; aussitôt le malade peut vider sa vessie.

6 *février*.— Nouvelle rétention, vaincue par le même procédé.

28 *mai*. — Léger écoulement, pas de gonocoques ; lavages au sublimé.

30 *mai*. — Deuxième lavage.

1ᵉʳ *juin*. — Troisième lavage.

24 *juillet*. — Nouvelles crises de rétention ; grandes difficultés pour passer la sonde, grosse sonde évacuatrice ; à la suite, petite hémorrhagie uréthrade.

30 *juillet*. — A bien uriné.

14 *décembre*. — Nouvel crise ; cathétérisme facile.

3 *juillet* 1896.— Rétention. Le malade est très difficile à sonder à midi, j'ai dû y renoncer. J'ai fait coucher le malade quelques heures, lui ai donné un grand bain, et ensuite un lavement laudanisé. A cinq heures, j'ai pu passer avec une sonde béquille et un mandrin.

9 *juillet*. — Passé la sonde ; encore une légère résistance.

14 *décembre*. — Nouvelle rétention. Après un bain, je passe une sonde avec un mandrin.

12 *janvier* 1897.— Rétention.

15 *février*. — Rétention. Je passe la sonde facilement avec le mandrin.

<table>
<tr><td>Sergent.</td><td>3</td></tr>
</table>

29 *mars*. — De même.

14 *avril*. — Analyse d'urine.

Urine trouble ; dépôt très volumineux et blanchâtre.

Réaction très acide.

Densité 1,0265.

Examen microscopique du dépôt presque exclusivement formé de cristaux d'urate de soude.

Urée, 29^{gr},463 par litre.

Acide phosphorique, 2^{gr},658 par litre.

Acide urique, 1^{gr},041.

L'urine ne contient ni sucre ni albumine.

J'ordonne des lavages du rein réguliers à l'eau de Contrexéville.

30 *avril*. — Crise de rétention ; cathétérisme facile.

Depuis, j'ai revu plusieurs fois le malade, il n'a plus eu de crises de rétention ; son état général reste excellent.

Réflexions. — En résumé, voici un malade qui, à la suite de 2 tentatives de lavage de vessie sans sonde et d'un cathétérisme, est pris de crises de rétention. Pour évacuer sa vessie, on était bien obligé de la sonder, et chaque nouveau cathétérisme produisait une nouvelle crise de rétention qui nécessitait à son tour un nouveau cathétérisme.

Pour faire cesser ses crises, j'ai dû prendre un moyen détourné ; j'ai fait des instillations dans la vessie au nitrate d'argent à 5 pour 100. L'irritation assez vive produite par cette cautérisation changeait la rétention en fréquence de la miction ; à la fin, quand les accidents se sont très amendés, j'ai cru devoir passer un instillateur dans l'urèthre seul ; le simple contact de la boule contre le sphincter a suffi pour faire apparaître une nouvelle crise. En quatre ans, sans cause appréciable, à des intervalles irréguliers, le malade était repris de crises de rétention, le cathétérisme était le plus souvent très difficile ; une fois sondé, le malade revenait à l'état normal plusieurs mois de suite. Malgré des examens nombreux, je n'ai pu découvrir de lésions ni du canal, ni de la prostate, ni de la vessie, ni de l'urèthre, ni du rein. Les urines n'ont jamais été purulentes ; seulement, il y avait un excès de cristaux d'urate de soude. Depuis 5 mois, le malade n'a pas eu de crises de rétention. Est-il guéri ? je n'ose l'affirmer. Un régime régulier, des douches, des bains de mer, de l'exercice et l'usage de l'eau de Contrexéville à doses massives une ou deux fois par mois, ont peut-être contribué à ce résultat. Je dois ajouter que, sauf des crises de rétention, le malade était en parfait état de santé.

Quant au diagnostic de neurasthénie urinaire, je le crois justifié. Le malade est très nerveux, et localement, il présente les symptômes que l'on trouve presque toujours chez de pareils malades : sensibilité extrême du canal, résistance très marquée du sphincter uréthral, vagues douleurs au bas-fond de la vessie et du périnée, et enfin inquiétude exagérée sur son état (1).

4 *février* 1898. — Depuis, le malade n'a pas eu de rétention d'urine aigüe d'urine ; mais dans ces derniers temps il pisse souvent goutte à goutte. Il y a donc 10 mois qu'il n'a été sondé. ,

---

(1) Cette partie de l'observation a été publiée dans les procès-verbaux, mémoires et discussions de la deuxième session de l'Association française d'Urologie, Paris, 1897.

Dans un voyage à Paris, il va consulter M. le Pr Guyon, qui connaît son observation (congrès d'Urologie). M. Guyon ne trouve pas traces de lésion du canal, que juste à l'entrée du périnée ; il fait une vaine tentative de cathétérisme et pense à un obstacle matériel, car la résistance est très grande. Le malade vide mal sa vessie, et celle-ci remonte à 4 doigts au-dessus du pubis, avant qu'on la sonde.

De retour au Havre, il revient consulter le Dr Sorel qui constate ce fait nouveau : rétention chronique sans distension ; pissement par regorgement. Le Dr Sorel lui conseille d'entrer à sa Clinique pour suivre un traitement, et le malade entre le 4 février 1898.

Cathétérisme, sonde à demeure 5 ou 6 jours, puis béniqués ; enfin, dilatation forcée de la région membraneuse par l'Oberlander, voulant rompre le sphincter, comme pour une fissure à l'anus. Tentative de 3 heures et quart de cathétérisme. Toutes les autres fois, le Dr Sorel était parvenu à passer ; mais cette fois-ci, ni avec le mandrin, ni avec un béniqué, ni avec bougie conductrice d'uréthrotomie il ne put y parvenir.

D'ailleurs, tout le canal antérieur est souple et accessible au n° 22.

5 *février*. — Nouvelle tentative, inutile, sous le chloroforme, avec les mêmes instruments. Le soir, nouvelle tentative inutile.

6 *février*. — Le matin, nouvel essai, en vain. Le soir, la vessie distendue, je suis obligé de faire la ponction de la vessie ; je retire un litre et quart d'urine claire. J'espère que la décongestion qui suivra l'évacuation de la vessie me permettra de passer.

7 *février*. — Essai matin et soir, inutile. Cependant, le malade urine bien et la vessie ne paraît pas au-dessus du pubis.

8 *février*. — *Uréthrotomie externe. Éther*. — Je propose alors au malade de lui faire une uréthrotomie externe pour passer une bougie armée sur laquelle je glisserai la tige et ensuite une sonde à bout coupé ; auparavant, je ferai la dilatation forcée de la région membraneuse.

Après les précautions antiseptiques ordinaires, j'introduis un petit béniqué dans l'urèthre, en appuyant sur le périnée ; il ne passe pas. J'essaie alors une bougie conductrice et une sonde béquille, en vain. Alors, je remets le béniqué à fond, comme guide.

Incision de quatre centimètres sur la ligne médiane ; la région bulbaire saigne beaucoup ; ligatures. Je dissèque l'urèthre sans l'ouvrir, jusque sous le pubis ; je.trouve la paroi uréthrale souple, lisse, sans aucune trace de lésion. Je passe alors une sonde béquille n° 18. Elle s'arrête un moment juste au sphincter du bulbe, puis, guidée sur ma main droite qui tient l'urèthre, elle passe en donnant quelques gouttes de sang. Il y avait donc là un léger rétrécissement. Cet obstacle franchi, j'ai beaucoup de peine à introduire la sonde dans la région membraneuse, quoique je tienne tout l'urèthre dans la main.

Enfin, l'obstacle membraneux est vaincu, et la sonde entre dans la vessie. L'urèthre est resté intact dans toutes ces manœuvres ; je fais l'hémostase, puis j'enlève la sonde après m'être assuré de l'intégrité de l'urèthre. J'introduis une fine bougie armée ; elle s'arrête avant le bulbe ; elle passe, guidée par ma main ; je visse le conducteur droit pour m'assurer que la bougie entre bien dans la vessie, et ensuite, dessus, je passe une sonde à bout coupé, que je laisse à demeure.

J'ai introduit une sonde à bout coupé pour pouvoir introduire une bougie à vis et un conducteur avant de l'enlever et être sûr de la remplacer.

Suture à la soie des plans profonds ; la peau aux crins de Florence. Je laisse une pince à demeure sur une artère profonde et une mèche comme drain. Pansement.

9 *février*. — Le malade a passé une très bonne nuit. Je refais le pansement, j'enlève la pince à demeure et la mèche. La sonde fonctionne bien.

10 *février*. — Il s'est produit un peu d'irritation vésicale. L'urine passe entre le canal et la sonde ; je détache la sonde et la retire un peu, puis je fais une injection dans la vessie ; il sort un petit caillot de sang. Je fixe de nouveau la sonde au niveau où l'écoulement est régulier.

15 *février*. — Le matin, changement de sonde. Pour cela, je

désire passer le conducteur armé dans la sonde et visser la tige, pour enlever ainsi la sonde à bout coupé et la remplacer. Mais la sonde est tellement incrustée de sels que je ne puis arriver à la déboucher ni avec le mandarin, ni avec les bougies. Aussi, je passe mon conducteur entre la sonde et la paroi, et vérifiant avec le mandrin droit qu'elle est en bon chemin, j'enlève ma sonde et la remplace. La nouvelle sonde est entrée de cette façon sans obstacle. La plaie périnéale est réunie ; j'enlève les fils. La nouvelle sonde est bien supportée.

19 *février*. — J'enlève la sonde ; sans conducteur, je passe une sonde béquille n° 18 sans aucune difficulté. Guérison du périnée.

Le malade a de l'inflammation du testicule gauche.

22 *fév*. — Ablation de la sonde. Je passe le béniqué n° 36 sans obstacle ; friction avec un peu d'onguent mercuriel sur le testicule gauche qui est gonflé.

23 *fév*. — Passage du 38 béniqué. Sur la fesse et sur le bras ont apparu des plaques ressemblant à de l'urticaire, et produites vraisemblablement par l'onguent.

24 *fév*. — Passe béniqué 40.

25 *fév*. — Passe béniqué 42.

26 *fév*. — Passe béniqué 44.

27 *fév*. — Passe béniqué 46.

28 *fév*. — Passe béniqué 48. Sortie de la Clinique. Guérison.

1er et 3 *mars*. — Béniqué 50.

Puis, régulièrement trois fois par semaine, je passe un béniqué 50 sans difficulté.

17 *mars*. — Première dilatation avec le dilatateur Kollmann à 4 branches.

19 *mars*. — Seconde dilatation, jusqu'au n° 33.

22 *mars*. — Troisième dilatation, jusqu'au n° 35.

24, 26, 29, 31 *mars*. — Quatrième, cinquième, sixième et septième dilatations, jusqu'au n° 35.

10 *mai* 1898. — Après un mois de repos, je revois le malade et fais le cathétérisme facile avec le dilatateur Kollmann jusqu'au n° 35.

17 *mai*. — Dilatation jusqu'au n° 35.

13 *septembre*. — Le malade est dans un bon état. Il urine, n'a plus de crises aiguës ni chroniques de rétention. En plus, depuis ce traitement, il n'a pas eu de goutte militaire qui se trouve guérie après une durée de 5 ou 6 années.

1er *octobre*. — Je revois le malade. Il ne se plaint plus de sa vessie. Il urine bien et n'a plus d'écoulement. Je lui passe une sonde béquille n° 20 sans aucune difficulté. Le malade venait d'uriner et je retire quelques gouttes d'urine dans la sonde. Donc la guérison est maintenue. Le cathétérisme reste facile et le malade vide bien sa vessie.

7 *octobre*. — Pour vérifier la guérison, j'ai prié M. le Dr Deronde qui a installé à ma Clinique un service spécial d'uréthroscopie de vouloir bien examiner le malade. Voici le résultat de son examen de l'urèthre antérieur. Les deux numéros de l'uréthroscope 21 et 25 sont passés sans difficulté. On constate que tous les plis de la muqueuse sont normaux. On voyait l'orifice des glandules mais sans lésion inflammatoire.

Guérison.

Nous nous sommes trouvés ici en présence d'un malade qui a présenté des crises de rétention aiguë à des intervalles variables pendant plusieurs années, sans grosses lésions matérielles, mais ayant une goutte militaire. Chaque fois, le cathétérisme était excessivement difficile ; la crise de rétention cédait à 1 ou 2 cathétérismes, mais, à chaque nouvelle crise, le sphincter membraneux était de plus en plus difficile à vaincre.

Aux crises de rétention aiguë, a succédé une rétention chronique avec résidu vésical. Pour guérir cette dernière, on a dû ouvrir le périnée, dégager l'urèthre, laisser une sonde à demeure, et, ce qui constitue l'originalité du traitement, faire une dilatation forcée progressive du sphincter membraneux, comme l'on pratique la dilatation forcée du sphincter anal pour la fissure à l'anus. — Par cette méthode, la malade a été définitivement guéri, non seulement de la contracture de son sphincter, mais encore de sa goutte militaire.

TRAITEMENT DE LA RÉTENTION

Nous avons vu que ce spasme, douloureux, affecte particulièrement non seulement l'orifice uréthro-vésical, mais l'ensemble des faisceaux musculaires qui entrent dans la structure des portions prostatique et membraneuse de l'urèthre et qui en forment le véritable sphincter. — Il s'agit surtout d'une contracture de ces sphincters, le corps de l'organe étant, en général, indemne.

Nous avons vu également que la bougie exploratrice, arrivée à la portion membraneuse, trouve celle-ci fermée et résistante, ne la franchit qu'au bout de quelques instants de pression. Dans tout ce parcours, elle est fortement serrée et maintenue, en même temps qu'elle provoque en général une violente douleur. Elle redevient libre dès qu'elle arrive dans la vessie et reproduit à son retour les mêmes sensations qu'à son entrée pour le malade et le chirurgien.

Mais, dans cette rétention, le spasme résiste souvent aux instruments souples, tels que les explorateurs, les sondes cylindriques et à béquilles et même aux bougies et aux sondes bougies. Il est au contraire facilement et doucement vaincu par un instrument métallique.

Ces différents résultats du cathétérisme peuvent d'ailleurs servir à établir le diagnostic du spasme lui-même, et le différencier du spasme organique permanent.

Le traitement ne devra donc être institué qu'après un examen minutieux des organes génito-urinaires et des régions voisines.

On devra tout d'abord sonder le malade ; une fois sa vessie vidée, peut-être la contracture ne se reproduira-t-elle plus. Souvent même on a vu, après un grand bain donné au malade, le spasme cesser comme par enchantement.

Et pour arriver à sonder le malade, outre le cathétérisme appuyé qui rendra ici de très grands services, on pourra, suivant la méthode préconisée par M. le D' Janet, cocaïner la portion membraneuse de l'urèthre avec la solution de Schnitzlex (de Vienne).

Chlorhydrate de cocaïne. . .	2 à 5 grammes.
Glycérine.	20 —
Eau distillée..	3o —

En même temps, pour éviter le retour de ces accidents, on instituera le traitement général contre la neurasthénie, traitement médical qui devra occuper une large place et trouvera ses indications dans l'état général du sujet, dans l'examen des urines, etc. (Bains froids, douches, bromure, isolement, etc.).

Dans les cas rebelles, l'instillation de quelques gouttes de solution de nitrate d'argent au 5o° dans la région prostatique de l'urèthre, ou le cathétérisme dilatateur avec les sondes Béniqué, viendront à bout de tous ces spasmes.

Enfin, si tous ces moyens échouent, et si, comme dans notre observation, le spasme a résisté à tous les traitements employés pendant six ans, on aura recours très utilement, à la dilatation forcée.

Il est bien entendu que cette méthode déjà vieille, et qui ne compte plus que peu de partisans en France, ne devra être employée que si tous les autres moyens ont échoué, car on a vu la gangrène et l'infiltration urineuse se produire à la suite.

Déjà, en 1850, Mercier rapporte que les heureux résultats obtenus par Récamier de la dilation forcée dans les fissures de l'anus, résultats qui proviennent évidemment de ce que cette dilatation extrême fait cesser la contracture que ces fissures provoquent dans le sphincter de cet orifice, l'ont conduit à un traitement semblable dans les affections analogues du col de la vessie.

Le Pr Dolbeau employait la dilatation temporaire lente ; mais, si elle échouait, il avait alors recours à la dilatation brusque en passant coup sur coup des catheters de plus en plus gros et sautant même quelques numéros.

Dans le cas rapporté dans notre observation, M. le Dr Sorel s'est servi efficacement du dilatateur Kollmann à quatre lames. Cet instrument, qui a la courbe du Pr Guyon pour l'urèthre postérieur, marque un grand pas sur les précédents dilatateurs d'Oberlaender, de Tuttle et de Voillemier. Le mécanisme en est très simple, la dilatation est remarquablement bénigne, et le Dr Valentine a publié, dans le *Médical Record,* 250 cas de dilatation faite avec cet instrument, et, dit-il, avec une surprenante absence de douleur, pour le patient.

Enfin, il peut se présenter le cas exceptionnel où, même avec une lésion minime, tous les traitements échouent. On fera alors l'uréthrotomie externe pour passer une sonde à demeure et maintenir la dilatation un certain temps.

CONCLUSIONS

Dans les cas de rétention par spasme, on devra sonder le malade, et s'efforcer de vider la vessie.

On ne devra avoir recours qu'aux moyens de douceur et aux traitements médicaux.

Dans les cas exceptionnels, absolument rebelles à tous traitements, on emploiera la dilatation forcée.

BIBLIOGRAPHIE

Axenfeld. — Traité des névroses, p. 485.

Bacci (S.). — Influenza della neurastenia sul la funzione renale. *Practico,* Firenze, t. II, 85-88.

Bokaï. — Cystospasmus. Enuresis nocturna ; Gerhardt's Handbuch der Kinderkrankeiten, vol. IV, 3e partie, p. 47 et 538.

Bourguignon. — Névralgie de la vessie. *Union médicale,* 1860, p. 517.

Corona (L.). — Ossaluria ; glicosuria ; neurastenia ; diagnosi, discussione, ternia. *Morgagni,* Milano, 1893, XXXV, 120-124.

Cullere. — Nervosisme et névroses. Paris, 1887, p. 63.

Dana (C.-L.). — Studies in the urinology of neurasthenia. *Post Graduate,* New-York, 1888-1889, IV, 302-308.

Faugoin. — Contribution à l'étude de la rétention d'urine d'origine nerveuse chez la femme. *Thèse,* Paris, 1897.

Féré. — Des troubles urinaires dans les maladies du système nerveux et en particulier dans l'ataxie. *Archives de neurologie,* 1884.

Galvagni (E.). — Neurastenia urinaria. *Riforma med.,* Napoli, 1894, X, pt. 4, 626-628.

Geffrier (Paul). — Étude sur les troubles de la miction dans les maladies du système nerveux. *Thèse,* Paris, 1884.

Guinon (L.-J.). — Névroses urinaires de l'enfance. *Thèse,* Paris, 1889.

Guyon. — Rétentions d'urine de cause nerveuse et neurasthénie vésicales. *Annales des malad. des org. gén.-urin.*, Paris, 1891, IX, 129-142.

Guyon. — Les neurasthéniques urinaires. *Ann. des malad. des org. gén.-urin.*, Paris, 1893, XI, 641-655.

— et Albarran. — Anatomie et physiologie pathologiques de la rétention d'urine.

— Leçons cliniques sur les maladies des voies urinaires. Paris, 1881 et 1894.

— Les neurasthéniques urinaires. *Journal de médecine pratique.* Paris, 1893, juin 10.

Janet. — Troubles psychopatiques de la miction. *Thèse,* Paris, 1890.

Kupressow. — Physiologie du sphincter de la vessie. Discours inaug. Saint-Pétersbourg, décembre 1870. *Extr. in Pflugers Archiv.,* 1871.

Lebreton. — Paralysies hystériques. *Thèse,* Paris, 1868.

Lockwood (C.-E.). — Reflex neurasthenia due to stricture of the urethra of large caliber an eight of an inch rrom the meatus urinarius ; free division of the stricture followed by complete recovery. *New-York M. J.,* 1894, IX, 749.

Löwenfeld (L.). — Die objectiven zeichen der Neurasthenie. Anhang über die Beziehungen der Neurasthenie zur harnsauren Diathese. *Münchn. med. Woch.,* 1892, XXXIX, 37-40.

Paget (James). — *Clinical Lectures and Essays.*

Putzar. — Ueber den Zusammenhang der Neurasthenie mit der harnsauren Diathese. *Deut. med. Zeitung.* Berlin, 1896, XVII, 491-494.

Savary Pearce et Beya (de Philadelphie). — *Annales of Gynecology and Pediatry,* septembre 1898. La neurasthénie et les organes génitaux de la femme.

Sorel. — Neurasthénie urinaire ; crises de rétention d'urine. *Congrés d'urologie.* Paris, 1897, oct. 21-23.

Sundby (R.). — A clinical Lecture on a case of neurasthenia with gastralgia, womiting, enteralgia, and ischuria. *Clinical J.* London, 1892-93, I, 49-53.

Thompson. — Traité des voies urinaires, 1889.

Vigouroux. — Neurasthénie et arthritisme, urologie, régime alimentaire, traitement. Paris, 1893, in-18.

Anciaux (H.). — Des contractures à la région membraneuse du canal de l'urèthre et à l'orifice uréthro-vésical, considérées comme causes de dérangements dans l'excrétion urinaire. *Presse médicale Belge.* Bruxelles, 1856, VIII, 77 et 69.

Le Dentu. — Des spasmes réflexes de l'urèthre et du traitement de certains d'entre eux par la divulsion. *Annales des malad. des org. génito-urinaires.* Paris, 1892, X, 241-248.

Hévia. — Essai sur la contracture du col de la vessie. *Thèse,* Paris, 1868.

Mercier. — Recherches sur les valvules du col de la vessie, 3ᵉ série d'observations, 1850.

Souchon (E.). — Chronic spasm of the membranous urehtra treated by perineal section ; cure. *New-Orléans M. and S. J.,* 1886-1887, XIV, 584-590.

Arnott (J.). — Sudden and forcible dilatation of stricture of the urethra. *Med. Times and Gaz.* London, 1861, II, 405.

Beckett (J.). — Report of a case illustrating the dangers of forcible and rapid dilatation in the treatment of urethral stricture. *Med. News New-York,* 1896, LXIX, 98.

Bitot. — Du cathétérisme forcé modifié dans les cas de rétention d'urine par obstacle infranchissable au cathétérisme ordinaire ou difficile, siégeant soit sur la prostate, soit sur l'une des deux autres portions de l'urètre et constituant alors le rétrécissement fibreux ou fibrocartilagineux. *Mémoires et Bulletin de la Société de médecine et de chirurgie de Bordeaux,* 1873, 26 et 102.

Buchanan (G.). — On the treatment of stricture of the urethra by forcible dilitation. *Glasgow M. J.,* 1866-7, I, 124-126.

Curling (T.-B.). — Case of close stricture of the urethra in the female, cured by forcible dilatation. *Lancet.* London, 1862, I, 634.

Dolbeau. — Leçons de clinique chirurgicale professées àl'Hôtel-Dieu de Paris, 1866.

Dufresse. — Du traitement des rétrécissements de l'urèthre par la dilatation en général, et en particulier par cathétérisme forcé suivant la méthode de M. Mayor. *Bulletin clinique.* Paris, 1835-6, I, 434-440.

Fayrer (G.). — Treatment of urethral stricture by forcible dilatation with Mr. B. Holt's instrument. *Medical Times and Gaz.* London. 1866, II, 168.

Gillette. — Dilatation forcée dans la contracture du col vésical. *Union médicale.* Paris, 1874, 3e série, XVII, 118.

Heath (C.). — Cases illustrating the treatment of stricture of the urethra, by sudden and forcible dilatation. *Lancet.* London, 1861, II, 203,

— Traumatic stricture ; forcible dilatation. *Lancet.* London, 1874, I, 691.

— Case of stricture of the urethra ; cystitis, forcible dilatation. *Lancet.* London, 1874, I, 905.

Hermant (E.). — Quelques mots sur un nouvel instrument pour la dilatation forcéé des rétrécissements de l'urèthre. *Archives médicales belges.* Bruxelles, 1881, 3e série, XIX, 169.

Lahusen. — Eine schmerz und gefahrlose Methode zur forcirten Erweiterung der Harnröhrenstrikturen. *Deutsche med. Zeitung.* Berlin, 1890, XI, 501.

Lawson (G.). — Double stricture of the urethra treated by forcible dilatation with Holt's dilator. *Med. Times and Gaz.* London, 1864, I, 89.

Leroy d'Étiolles. — Sur l'efficacité de la dilatation permanente brusque pour la guérison des rétrécissements de l'urèthre. *Gazette des hôp.* Paris, 1845, 2e série, VIII, 249.

Maisonneuve. — Rétrécissement infranchissable de l'urèthre ;
cathétérisme forcé sur conducteur ; guérison. *Gazette des
hôp.* Paris, 1864, XXXVII, 601.

Malherbe (A.). — Rétrécissement de l'urèthre ; infiltration urineuse ; débridement de l'abcès ; cathétérisme forcé à l'aide
de bougies Le Fort ; sonde à demeure, guérison. *Gazette
médicale de Nantes*, 1885-6, IV, 146.

Mathews (C.-S.). Probable dilatation of the urethra after injury;
forcible catheterism. *Med. Times and Gaz.* London, 1861, I,
674.

Nélaton. — Rétrécissement traumatique du canal de l'urèthre.
Guérison par la dilatation forcée au moyen des sondes rigides.
Revue médicale française et étrangère. Paris, 1858, I, 341-
43.

Podrey (A.). — On rapid and forcible dilatation by the catheter
in neurosis of genito-urinary apparatus of women. *Meditsina.*
Saint-Pétersbourg, 1890, II, 365 et 381.

Pogliani. — Stringimento antico d'urethra ; cateterismo forzato ;
spandimento orinoso e consecutiva vasta cancrena delle parti
genitali esterne ; bottoniera ; guarigione con residua ispos-
padia. *Gazz. med. di Milano*, 1847, VI, 445-48.

Porter. — Tight organic stricture of the male urethra ; a large
portion of a catheter lodged in the bladder ; the stricture
forcibly dilated ; the foreing body extracted ; recovery.
Dublin Q. J. M. Sc., 1873, LV, 108.

Ravanier. — Des rétrécissements traumatiques de l'urèthre membraneuse et de leur traitement. *Thèse*, Paris, 1897.

Richardson (B.-W.). — Monsieur Perreve on forcible dilatatint
of stricture of the urethra. *Med. Press and Circ.* London,
1869, n. s., VII, 400.

Ripoll. — Rétrécissement du canal de l'urèthre ; traitement par
la dilatation ; chute d'une bougie dans la vessie ; cathétérisme
forcé ; extraction de la bougie à l'aide d'un lithotriteur ;
introduction consécutive de bougies volumineuses ; guérison.
Journal de médecine et chirurgie et de pharmacie de Tou-

louse, 1856, 3ᵉ série, I, 223-226, et *Union médicale*. Paris, 1856, X, 368.

Roux. — Cathétérisme forcé ; gangrène consécutive du scrotum et de la verge. *Gazette des hôp*. Paris, 1836, X, 90.

Smith (H.). — Three cases of stricture treated by Hotl's plan of forcible dilatation. *Lancet*. London, 1865, I, 230.

Thibault. — Rétrécissement opiniâtre de l'urèthre ; dilatation forcée par l'instrument de M. Perrève ; mort cinq heures après. *Revue méd. chir*. Paris, 1851, X, 309.

Valentine (F.-C.). — Kollman's new urethral dilator. *Medical Record*. New-York, volume 52, 1897, tome II, 301.

Watson. — Case of very irritable stricture of the urethra successfully treated by forcible dilatation with Holt's dilator. *Lancet*. London, 1864, I, 38.

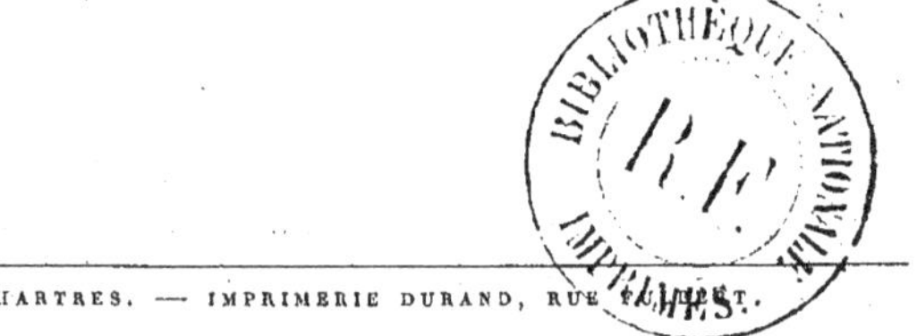

www.ingramcontent.com/pod-product-compliance
Lightning Source LLC
Chambersburg PA
CBHW071251130726
47998CB00003B/1139